AF373787

SUR UNE FORME PARTICULIÈRE

DE

CONJONCTIVITE INFECTIEUSE

SEMBLANT SE RATTACHER A UN CONTAGE ANIMAL

Par Pierre SANS

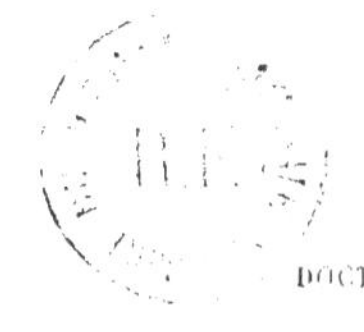

DOCTEUR EN MÉDECINE DE LA FACULTÉ DE PARIS

PARIS

G. STEINHEIL, EDITEUR

2, rue Casimir-Delavigne, 2

1890

A LA MÉMOIRE DE MON PÈRE

A MA CHÈRE MÈRE

A MON ONCLE L'ABBÉ CLARE

SUPÉRIEUR DU GRAND SÉMINAIRE

VICAIRE GÉNÉRAL DE TARBES

A MON ONCLE P. FERRAS

A MA FAMILLE

A MON COUSIN LE Dr FERRAS

A MES AMIS

A MES MAITRES DANS LES HOPITAUX

A M. LE PROFESSEUR LÉON LE FORT

PROFESSEUR DE CLINIQUE CHIRURGICALE
CHIRURGIEN DE LA PITIÉ

A M. LE PROFESSEUR TILLAUX

PROFESSEUR DE MÉDECINE OPÉRATOIRE
CHIRURGIEN DE L'HOTEL-DIEU

A M. LE DOCTEUR EMPIS

MÉDECIN HONORAIRE DE L'HOTEL-DIEU
MEMBRE DE L'ACADÉMIE DE MÉDECINE

A M. LE DOCTEUR BUDIN

PROFESSEUR AGRÉGÉ
ACCOUCHEUR DE LA CHARITÉ
MEMBRE DE L'ACADÉMIE DE MÉDECINE

A M. LE DOCTEUR CH. ABADIE

CHEVALIER DE LA LÉGION D'HONNEUR

A MON CHER MAITRE ET PRÉSIDENT DE THÈSE

M. LE PROFESSEUR LABOULBÈNE

MÉDECIN DE LA CHARITÉ
MEMBRE DE L'ACADÉMIE DE MÉDECINE
OFFICIER DE LA LÉGION D'HONNEUR

AVANT-PROPOS

Pendant le mois de décembre 1889, il nous a été donné d'observer, à la clinique du Dr Ch. Abadie, trois cas d'une forme particulière de conjonctivite infectieuse, autrefois signalée par le Dr H. Parinaud, et, dont il nous a paru néanmoins intéressant de faire le sujet de notre thèse inaugurale. Établir les symptômes de cette affection, qui nous paraît se rattacher à un contage animal, et faire connaître le traitement que nous avons vu si bien réussir chez le Dr Abadie, alors que bien d'autres avaient échoué, tel est le but que nous nous proposons dans cette étude.

Mais avant d'aborder ce sujet, qu'il nous soit permis de remercier nos maîtres dans les hôpitaux, et, en particulier, M. le professeur Laboulbène, pour les excellents conseils qu'il a bien voulu nous donner pendant le cours de nos études, pour la bonté et la bienveillance qu'il n'a jamais cessé de nous témoigner, enfin pour le grand honneur qu'il nous a fait en acceptant la présidence de notre thèse. Nous n'aurions garde d'oublier son enseignement de l'hôpital de la Charité qui constitue la base de notre éducation médicale.

Nous prions M. le Dr Abadie qui a bien voulu nous attacher à sa clinique, pendant l'année scolaire 1889-1890, d'agréer l'hommage de notre plus vive reconnaissance. Nous garderons un éternel souvenir de l'année que nous avons passée chez lui, année pendant laquelle nous avons pu voir notre maître faire entrer la thérapeutique oculaire dans une voie nouvelle et féconde, en ce qui concerne, pour ne citer que les choses principales, le décollement de la rétine et l'ophtalmie sympathique.

Que MM. les Drs Darier et Dubarry, chefs de clinique du Dr Abadie, reçoivent l'expression de notre sincère gratitude pour la cordialité de leurs rapports avec nous et pour le dévouement qu'ils ont mis à nous initier à la science oculaire.

Nous remercions enfin M. le Dr Parinaud et M. le Dr Wurtz, chef du laboratoire du professeur Straus, pour les conseils qu'ils ont bien voulu nous donner à l'occasion de notre thèse.

CHAPITRE PREMIER

Historique

Au mois de janvier 1889, M. le Dr Abadie publiait, dans
le *Progrès médical,* une très intéressante clinique sur les
conjonctivites virulentes, à propos d'une épidémie qu'il fut
appelé à soigner à Vaucluse, en 1885, avec le professeur
Brouardel. « Cette conjonctivite, dit M. Abadie, n'était ni la
« conjonctivite purulente ni la conjonctivite granuleuse. La
« sécrétion muco-purulente était moins abondante que dans
« la première, et, en retournant les paupières, on ne trouvait
« pas ces granulations touffues, ces grains de semoule si
« caractéristiques de la seconde. »

Le point important de cette clinique, c'est que son auteur
n'hésite pas à attribuer l'épidémie de conjonctivite à une
épidémie de rouget, sévissant dans une porcherie voisine, et
d'où s'exhalaient des odeurs fétides. Bien que l'affection
décrite par le Dr Abadie présentât des perforations des
cornées, ce qui ne se voit jamais dans la conjonctivite infectieuse que nous nous proposons d'étudier, bien qu'il n'y eût
pas d'engorgements ganglionnaires dans la région parotidienne, ou que, du moins, l'attention de notre maître n'ait
pas été attirée de ce côté, il n'en est pas moins vrai que de
cette observation se dégage l'idée de l'infection de la conjonctive par des produits d'origine animale.

Le 5 février 1889, le Dr Parinaud faisait une très importante communication à la Société d'ophtalmologie de Paris, sur trois cas de conjonctivite qu'il avait eu l'occasion d'observer pendant les six dernières années. Cette conjonctivite paraissait être d'origine animale et présentait des caractères particuliers qui lui donnaient une véritable autonomie morbide. Les cas du Dr Parinaud sont absolument semblables aux nôtres. On trouvera plus loin les observations, non encore publiées, qu'il a bien voulu nous fournir sur cette intéressante question.

Dans la discussion qui suivit cette communication, le Dr Galezowski déclara qu'il avait observé, en 1877 et 1878, une vingtaine de cas de conjonctivite analogue, chez des cochers, des palefreniers, en un mot chez des gens en perpétuel contact avec les animaux ; malheureusement, rien n'a été publié à ce sujet, et le fait est d'autant plus regrettable, que la rareté de cette conjonctivite en rend fort précieuses toutes les observations.

Le 7 mai 1889, le médecin-major Boucher, de Bourges, fit une communication à la Société d'ophtalmologie de Paris, sur un cas d'ophtalmie purulente, contagieuse, présentant tous les symptômes de la conjonctivite purulente ordinaire, mais étant, à n'en pas douter, d'origine animale. Ce fait nous paraît intéressant, parce que l'infection y vient du cheval, ainsi qu'on le retrouvera plus tard dans une de nos observations, tandis que le Dr Parinaud la fait provenir, chez ses malades, de la viande du bœuf ou du mouton.

En résumé, nous voyons, dans ce qui précède, trois formes de conjonctivite infectieuse ayant un point commun, le contage animal : d'abord, l'ophtalmie purulente, contagieuse, du Dr Boucher, d'origine équine; ensuite, cette conjonctivite hybride, décrite par le Dr Abadie, et qui paraît être sous la dépendance d'une épidémie de rouget; enfin, la conjonctivite observée d'abord par le Dr Parinaud et puis par nous, et qui offre une origine animale variable. De ces trois formes, la dernière seule présente des symptômes spéciaux et des signes caractéristiques, qui se sont reproduits avec une étonnante fidélité dans les cas de M. Parinaud et les nôtres. C'est de cette variété exclusivement que nous allons nous occuper.

CHAPITRE II

***

Symptomatologie

I

Étiologie. — La forme particulière de conjonctivite que
nous décrivons est fort rare. Dans toute la bibliographie médicale, il ne nous a été possible d'en réunir que trois cas
empruntés au Dr Parinaud. De notre côté, nous n'avons que
trois observations. Notre maître le Dr Abadie, sur près de
soixante mille malades qu'il a été à même d'étudier jusqu'à
ce jour, n'avait jamais eu son attention frappée par les
caractères simples et nettement définis d'une affection analogue.

Cette conjonctivite se développe surtout chez les enfants,
les adolescents, les adultes ; nous n'en avons point constaté
chez le vieillard. Le sexe ne paraît pas avoir d'influence. Il
faut, de plus, remarquer que tous les sujets que nous avons
pu observer, étaient plus ou moins atteints de lymphatisme.
La profession joue un certain rôle : les gens d'écurie, ceux
qui travaillent dans les produits animaux, semblent plus pré-
disposés que les autres. De tout ceci, nous pouvons conclure
que les deux grandes conditions étiologiques de la conjonctivite infectieuse sont les mêmes que celles qu'on trouve dans
les autres affections oculaires : la jeunesse et le lymphatisme.
Il est évident que toutes ces conditions sont simplement pré-

disposantes ; elles constituent le terrain favorable, sur lequel évoluera la conjonctivite, sous l'influence d'un germe pathogène que nous croyons être d'origine animale.

II

Siège de l'affection.— Elle est monoculaire. Ce caractère est constant dans tous les cas que nous connaissons. Nous ne trouvons donc pas ici la bilatéralité de la plupart des affections palpébrales. Le Dr Parinaud l'a observée une fois dans la conjonctive tarsienne, deux fois dans les paupières, les culs-de-sac et la conjonctive bulbaire. Dans les cas que nous avons étudiés, la conjonctivite était également monoculaire et occupait toujours la conjonctive de la paupière supérieure. Rien dans la paupière inférieure, rien dans la conjonctive oculaire. En somme, il semblerait résulter de tous ces faits, que le siège d'élection est la conjonctive de la paupière supérieure, puisque sur six observations, la conjonctivite infectieuse occupait six fois cette région et qu'elle s'y est exclusivement localisée quatre fois.

III

Début. — Le début est brusque. Le malade se plaint de légères douleurs dans un œil : il a la sensation soit de corps étrangers, soit de picotements plus ou moins accentués, soit de lourdeurs de la paupière supérieure. A ces symptômes généraux, correspondent, le premier et le second jour, au simple examen de l'œil, sans retourner la paupière, un gonflement assez considérable de la paupière, gonflement qui a de la tendance à augmenter, une légère injection de la conjonctive bulbaire. La cornée est intacte. On constate un écoulement muqueux assez abondant. A ce moment, on se croirait en présence d'une simple conjonctivite catarrhale.

IV

Marche de l'affection. — Les symptômes du commencement, au bout de deux à trois jours, prennent une remarquable intensité. Les traitements, si on en a employé, n'ont absolument amené aucune amélioration. La tuméfaction de la paupière augmente; la cuisson semble plus vive; l'écoulement est plus abondant. Ce n'est pas l'écoulement des ophtalmies ordinaires; il y a plutôt beaucoup de larmoiement et un pus concret qui reste collé dans le fond des culs-de-sac et qu'on ne voit qu'en retournant la paupière. Le malade a peine à ouvrir son œil. Ainsi que le dit le Dr Parinaud, il y a de la fièvre, avec frissons irréguliers, fièvre modérée et ne retentissant pas sur l'état général. C'est alors que se produit, vers la fin de la première semaine, quelquefois plus tôt, un léger empâtement de la région parotidienne. Les ganglions sont indurés, et on les sent sous le doigt. C'est d'abord le ganglion pré-auriculaire, puis les ganglions antérieurs inclus dans la parotide. L'infection de la conjonctive s'est donc propagée, par l'intermédiaire des vaisseaux lymphatiques de la conjonctive et de la paupière.

En retournant cette dernière, on constate d'abord un état tomenteux de la conjonctive et du cartilage; puis, un état granuleux. On dirait une éruption de petits boutons. Ce sont des végétations rouges ou jaunâtres, demi-transparentes au début. (PARINAUD.) Ces végétations sont irrégulières et bien délimitées. A quel moment se produit cet état granuleux, si caractéristique de cette affection? Comme nous n'avons pu observer, dès le commencement, l'état de la conjonctive de nos malades, et en suivre, jour par jour, les transformations successives, il ne nous est pas possible de répondre catégoriquement à cette question. Mais, il est infiniment probable que l'évolution des végétations coïncide avec le malaise du premier jour. La conjonctive d'un de nos malades, qu'il nous a été possible d'étudier le sixième jour, offrait déjà, en tous les points de la paupière supérieure, des élevures grosses comme la tête d'une petite épingle. On ne remarque point encore, au sommet de ces élevures, les petits points purulents qu'on y distingue à la fin de la deuxième semaine.

À cette période, en effet, les végétations conjonctivales ont augmenté : elles ont atteint le volume d'une grosse tête d'épingle et sont surmontées de petits points purulents ou jaunâtres. Leur irrégularité s'accentue encore davantage. La cornée n'a pas de tendance à être attaquée. (PARINAUD.) La paupière est gonflée et dure; la conjonctive bulbaire est œdématiée. Le ganglion pré-auriculaire, qui se prend le premier, est gros comme un œuf de pigeon et recouvert par un tissu enflammé et rouge. Pas de symptômes fébriles notables.

Vers la fin de la troisième semaine, s'il n'y a pas eu de traitement efficace, l'empâtement s'étend jusque dans la région cervicale : les ganglions cervicaux se prennent à leur tour et leur tuméfaction peut atteindre le volume du poing. Le processus infectieux est plus avancé alors dans la région parotidienne. Le ganglion pré-auriculaire est en pleine suppuration, tandis que, dans le cou, il n'y a pas encore trace de fluctuation. Cette fluctuation apparaît beaucoup plus tardivement. Fait important, tous ces engorgements ganglionnaires se font sans incommoder en aucune façon le malade, qui n'accuse absolument aucune douleur. Ce développement indolent d'abcès, souvent considérables, fait songer à la marche classique des abcès froids; et volontiers, on pense à la tuberculose. Des recherches bactériologiques faites par le Dr Wurtz, chef du laboratoire du professeur Straus, n'ont pas permis d'y déceler le bacille de Koch. Néanmoins il était légitime et rationnel d'y penser. Du reste, nous reviendrons sur tous ces faits dans le chapitre v. Dans certains cas, le retentissement sur le système lymphatique peut être plus considérable encore et s'étendre, ainsi qu'on le verra dans l'observation II, due à M. le Dr Parinaud, jusque dans le creux sus-claviculaire.

Est-il besoin de faire remarquer que ces vastes collections purulentes ne se produisent que lorsqu'on a laissé l'affection évoluer tranquillement? Alors aussi, les végétations de la conjonctive atteignent leur volume maximum. Nous ne saurions mieux faire que de comparer cette conjonctive à une véritable framboise étalée sur le cartilage tarse.

Le début, la marche, l'évolution de la conjonctivite infectieuse sont tels, qu'on pourrait diviser son développement en trois périodes : une période de début, caractérisée par l'état végétant de la conjonctive et la tuméfaction du ganglion préauriculaire; une période d'état, pendant laquelle on constaterait, en outre des symptômes précédents, devenus plus intenses, l'engorgement des ganglions cervicaux; enfin, une période de terminaison, sur laquelle nous reviendrons à propos du pronostic et du traitement, période pendant laquelle on verrait les végétations de la conjonctive devenir très considérables et les ganglions parotidiens et cervicaux arriver à la suppuration complète.

De toute cette symptomatologie, se détachent trois grands points, qui suffisent à donner à la conjonctivite infectieuse une individualité pathologique, à savoir :

1o Les végétations de la conjonctive ;

2° L'engorgement des ganglions parotidiens et cervicaux consécutif;

3o L'écoulement d'un liquide muco-purulent souvent sanieux.

CHAPITRE III

Diagnostic différentiel

I

Quelque caractéristiques que soient les symptômes que nous venons d'énumérer, il est néanmoins facile de méconnaître la conjonctivite infectieuse qui fait l'objet de notre étude. Bon nombre de praticiens songent d'abord à une affection catarrhale ou granuleuse de la conjonctive. Rares sont, en effet, ceux qui font, d'emblée, le vrai diagnostic.

On peut, en effet, confondre cette conjonctivite avec presque toutes les inflammations aiguës ou chroniques des paupières. Nous ne ferons que mentionner, en passant, la conjonctivite catarrhale et la conjonctivite purulente, qui, si elles offrent un écoulement muqueux ou purulent abondant, ne présentent jamais des élevures conjonctivales et, très exceptionnellement, des ganglions indurés dans la région parotidienne. Il n'en est pas de même de la conjonctivite granuleuse et folliculaire, du catarrhe printanier des paupières, de la tuberculose et de la syphilis de la conjonctive, de la conjonctivite phlycténulaire. Ici, l'erreur est facile, et il est indispensable d'analyser avec soin tous les symptômes pour établir le diagnostic différentiel.

II

Conjonctivite granuleuse, conjonctivite folliculaire, catarrhe printanier des paupières. — La conjonctivite

granuleuse débute généralement d'une façon insidieuse. Il
n'y a pas de phénomènes inflammatoires : et « l'éveil est
« donné aux malades, comme le dit M. de Wecker, par un
« léger ptosis, ou plutôt, une paresse de la paupière supé-
« rieure, et un manque de coaptation de la paupière infé-
« rieure sur le globe oculaire. » On trouve, de plus, dans la
conjonctivite granuleuse, en outre des granulations que le
Dr Abadie compare fort bien à des grains de semoule, le
signe pathognomonique de la complication cornéenne, le
pannus, qui occupe, d'abord, la moitié supérieure de la cornée, puis, toute la cornée.

Si nous nous reportons, maintenant, à la conjonctivite
infectieuse, nous trouverons également un état granuleux
des mêmes points de la conjonctive. Mais, ces granulations
seront irrégulières, volumineuses et très semblables à de
vraies excroissances charnues. Non seulement il n'y aura pas
de pannus, comme c'est presque toujours la règle dans le
trachome conjonctival, mais encore la cornée sera absolument indemne. Ici, l'affection débutera avec une violente
réaction inflammatoire. Les végétations pousseront vite, et,
au bout de cinq à six jours, on pourra déjà constater le
retentissement sur les ganglions parotidiens. Telle n'est pas
la marche de la conjonctivite granuleuse. Du reste, un traitement énergique que nous ferons connaître au chapitre sui-
vant, fera rapidement disparaître les granulations de la conjonctivite infectieuse, parce qu'il les attaque *directement*,
tandis que tout traitement qui s'adresse aux granulations du
trachome, pour les détruire, est mauvais. (DE WECKER.) On
peut, enfin, faire entrer en ligne de compte ce signe rétro-
spectif. La conjonctivite granuleuse désorganise le cartilage

tarse et laisse après elle une paupière atteinte de distichiasis, de trichiasis, d'entropion ; la conjonctivite infectieuse, au contraire, même celle qui résiste le plus, laisse la paupière absolument intacte, comme si jamais elle n'avait été lésée.

On pourra nous objecter, alors, qu'il s'agit là simplement d'une *conjonctivite folliculaire*, avec poussées aiguës et violente inflammation. Il ne peut en être ainsi, parce que nous ne trouvons pas dans cette dernière affection, sans tenir compte des caractères différents des deux états granuleux, les engorgements ganglionnaires si typiques, qui donnent à la conjonctivite infectieuse une physionomie si spéciale.

Le *catarrhe printanier* présente, il est vrai, des granulations; mais ces granulations sont miliaires. Il n'y a pas de gonflement de la paupière supérieure, d'écoulement de liquide sanieux ou muco-purulent, de retentissement sur le système lymphatique. En un mot, la conjonctivite infectieuse et le catarrhe printanier n'ont qu'un point commun, les granulations, elles-mêmes très dissemblables. L'une des deux affections est inflammatoire à un haut degré, l'autre est éminemment indolente. Il sera donc très difficile de les confondre.

III

Syphilis de la conjonctive. — Lorsqu'on examine une conjonctivite infectieuse et qu'on ignore les caractères de cette rare affection, il arrive que, en présence de l'adénopathie pré-auriculaire, liée à la tuméfaction de la paupière, on songe à un accident spécifique de la conjonctive.

La littérature médicale compte peu de cas de syphilis de la conjonctive. Nous en mentionnerons simplement trois, auxquels tous les autres ressemblent. Dans un cas de

M. Després, on remarquait un simple gonflement de la paupière, avec absence d'écoulement. « En retournant la paupière, on voyait une élevure de la muqueuse d'un rouge « framboisé, ayant à peu près le volume d'un petit pois. Au « sommet de cette élevure, était une ulcération à bords taillés « à pic, et dont le fond était blanchâtre et semblable à la « couleur du pus. » Pas d'engorgement ganglionnaire. Dans les deux cas de M. Desmarres, l'ulcération syphilitique offrait les mêmes caractères, mais retentissait sur le ganglion pré-auriculaire. Enfin, le professeur Fournier, dans la thèse de Savy (Paris, 1876), décrit une *induration parcheminée* de la conjonctive oculaire, consécutive à une érosion qui n'était autre chose qu'un chancre induré ayant entraîné son adéno-pathie parotidienne.

Nous ne ferons pas de l'absence d'écoulement un signe différentiel. Mais ce qui doit surtout nous frapper, ce qui est important dans les cas précédents, c'est l'unité de l'ulcération ou de l'induration, sa forme typique, ses caractères cliniques. Une ulcération de ce genre, qu'il y ait ou qu'il n'y ait pas engorgement ganglionnaire, ne saurait appartenir à la con-jonctivite infectieuse, dont les élevures sont nombreuses et irrégulières et ne déterminent jamais d'état ulcéreux. Est-il nécessaire, pour confirmer le diagnostic, d'invoquer l'absence de syphilis antérieure ? nous ne le croyons pas. Les signes précédemment décrits nous paraissent suffisants.

IV

Tuberculose de la conjonctive. — Le diagnostic diffé-rentiel de la conjonctive infectieuse et de la tuberculose con-jonctivale est des plus délicats. Dans les deux affections, il y a des végétations de la conjonctive qui siègent sur la conjonctive tarsienne, rarement sur la conjonctive bulbaire. Dans les deux cas, il y a des adénopathies pré-auriculaires, susceptibles de s'étendre jusque dans la région cervicale. Aussi, importe-t-il de serrer le sujet de près et de déterminer, avec le plus grand soin, les caractères et l'évolution de ces végétations.

Nombreuses sont aujourd'hui les observations de tuberculose de la conjonctive. Comme pour la syphilis de cette région, nous n'en prendrons que trois qui nous ont paru typiques. Nous avons puisé ces observations dans une excellente thèse du Dr d'Estienne (Lyon, 1888) sur la tuberculose de la conjonctive et de la cornée.

Le Dr Fontan, médecin de la marine, observait, dans un cas, une conjonctive tarsienne « pourvue de petites nodosités « promptes à s'ulcérer. Les nodosités étaient jaunes et for- « mées d'une matière caséeuse; ces tubercules avaient éclaté « au milieu d'une généralisation miliaire aiguë. »

Dans l'observation du Dr Parinaud, on trouvait, dans la conjonctive tarsienne, une ulcération « longue de six milli- « mètres, recouverte d'un exsudat fibrineux, laissant à décou- « vert une surface grisâtre, parsemée de quelques points « jaunes. » Au-dessus de l'ulcération, et distinct d'elle, un nodule jaunâtre de la grosseur d'un grain de mil. Au bout d'une semaine, ce nodule s'ulcère. Le ganglion pré-auriculaire est engorgé plus tardivement. M. le Dr Parinaud fait observer, avec beaucoup de raison, qu'on trouve ici la même disposition que dans les ulcérations tuberculeuses de la langue, bien décrites par le professeur Trélat, qui faisait, de la présence de ce nodule à côté de l'ulcération, un signe très important de diagnostic.

Le professeur Gayet, de Lyon, donne les signes suivants de la tuberculose de la conjonctive : « 1º Formation au « milieu du corps papillaire de petites taches grises ; « 2º ulcération, à leur niveau, de l'épithélium ; 3º développe- « ment, au fond de l'érosion, de petits bourgeons gris jau- « nâtres. » En résumé, comme le dit le Dr d'Estienne, il y a une forme de tuberculose diffuse, caractérisée par de petites nodosités, en nombre restreint, et une forme confluente, essentiellement constituée par une unique ulcération.

Il sera difficile de confondre la tuberculose confluente avec la conjonctivite infectieuse, à cause de l'unité de l'ulcé- ration de la première, ulcération possédant, dans son voisi- nage, un petit nodule jaune. Voici les caractères qui permettront de distinguer la tuberculose diffuse de l'affection que nous étudions. Dans le premier cas, on trouvera un petit nombre de nodosités promptes à s'ulcérer (FONTAN, *loc. cit.*) et de couleur jaunâtre. Dans le second cas, au contraire, les végétations seront nombreuses, rouges, et n'auront aucune tendance à l'ulcération. Chez le sujet atteint de tuberculose de la conjonctive, le ganglion pré-auriculaire ne s'engorgera qu'au bout de quinze jours. Cet engorgement sera infiniment plus précoce dans la conjonctivite infectieuse. Enfin, si on fait des inoculations à des cobayes avec des produits de la conjonctivite infectieuse, on ne constatera rien d'anormal ; tandis que, avec des produits de la tuberculose conjonctivale, on obtiendra sur le cobaye une tuberculose généralisée.

Le pronostic des deux affections sera absolument différent. S'il y a tuberculose, on aura à redouter, d'une part, la perte de l'œil, d'autre part, la généralisation de l'infection bacil- laire. S'il y a conjonctivite infectieuse, guérison absolue du côté de l'œil et des paupières ; pas de complication grave dans l'état général. Il nous a paru intéressant d'insister sur ce dernier diagnostic différentiel, surtout à cause de cette question de pronostic.

Nous dirons simplement un mot de la *conjonctivite phlycténulaire*. Ici, nous avons des pustules et des ganglions. Mais les pustules sont blanches, très différentes des végétations, siègent, de préférence, sur la conjonctive bulbaire, et laissent, après elles, de petits ulcères marginaux de la cornée. Les ganglions indurés, s'il en existe, ne semblent pas liés à l'affection conjonctivale ou cornéenne. Leur engorgement est souvent antérieur, et, comme la pustule, constitue une des manifestations les plus fréquentes d'un lymphatisme excessif.

CHAPITRE IV

Pronostic. — Traitement

Que deviennent ces végétations, que deviennent ces engorgements ganglionnaires? Cette question du pronostic est très variable dans ce cas particulier. Nous pouvons dire, d'ores et déjà, qu'au point de vue de l'intégrité de la conjonctive et des paupières, il est toujours favorable, même dans les cas les plus mauvais.

Si on a laissé l'affection suivre son cours sans rien tenter, ou bien, si l'on n'a employé que des traitements inefficaces, on arrive à obtenir dans la conjonctive des végétations très volumineuses. Les ganglions suppurent abondamment. Dans la région pré-auriculaire, et du côté de la parotide, il y a souvent des fistules. Le Dr Parinaud nous apprend qu'au bout de cinq à six mois, les granulations, par un processus régressif, disparaissent spontanément. Tout n'est pas fini, même dans ce cas. On a encore à combattre ces intarissables suppurations des ganglions cervicaux, suppurations indolentes, qui n'en constituent pas moins un danger réel pour le malade, parce que, pendant ce temps, les microbes ont, largement ouverte, la porte de l'organisme, et qu'il peut se produire des complications, telles que, par exemple, l'érysipèle de la face, comme cela est arrivé à la malade qui fait l'objet de notre observation VI, lorsque l'antisepsie de la région atteinte n'est pas rigoureusement faite.

Il en est absolument de même, croyons-nous, lorsque le malade ne vient consulter qu'au bout d'un mois et plus, alors que la suppuration existe dans tous les ganglions. On peut affirmer, dans ce cas, que l'affection résistera, pendant longtemps, aux traitements les plus énergiques. La durée paraît en être encore de cinq à six mois. Qu'importe-t-il de faire? Faut-il, comptant sur la guérison spontanée des végétations au bout d'une demi-année, se croiser les bras sans rien faire? Ou bien vaut-il mieux combattre immédiatement et par tous les moyens le processus infectieux? Nous nous rangeons volontiers à ce dernier avis. Bien que le traitement ne donne pas des résultats aussi satisfaisants que lorsqu'il est employé au début de l'affection, bien qu'on n'obtienne pas la guérison aussi vite qu'on le désirerait, il est néanmoins indispensable de l'instituer, pour les raisons suivantes : il faut d'abord éviter les complications, érysipèle, phlegmon, etc.; en second lieu, rien ne prouve que, sans traitement, les tuméfactions ne seraient pas plus considérables dans les ganglions; rien ne prouve que l'état de la conjonctive ne persisterait pas plus longtemps. En un mot, même chez ces malades qui viennent consulter si tard, il faut, par tous les moyens possibles, empêcher la propagation de l'infection, et se souvenir, à propos du traitement, de ce mot des anciens : *melius anceps quam nullum.*

Heureusement, il n'en est pas toujours ainsi dans la conjonctivité infectieuse. Si on agit vite, on évitera sûrement la suppuration des ganglions et on obtiendra avec facilité la disparition des végétations conjonctivales. Quand le malade arrive à la première période, alors que le ganglion pré-auriculaire est seul pris, on commencera par faire des lavages au sublimé, on scarifiera les granulations; on insufflera de l'iodoforme. Si l'on veut, on pourra appliquer sur la conjonctive une pommade mercurielle. Volontiers conseillerions-nous la lanoline hydrargyrique. Avec tous ces moyens, qui, en somme, ne sont que de l'antisepsie rigoureuse et complète, l'affection rétrocédera, les végétations tendront à disparaître et le ganglion pré-auriculaire reprendra son volume normal. La guérison sera obtenue en huit jours. Le Dr Abadie avait conseillé, dans ce cas, des injections interstitielles de sublimé dans la paupière, comme il l'a déjà tenté, avec un certain succès, pour le catarrhe printanier. Elles n'ont pas été essayées, mais il est fort probable qu'elles auraient donné de bons résultats.

Quand la conjonctivite infectieuse est arrivée à sa seconde période, c'est-à-dire, au moment où l'empâtement et la tuméfaction ganglionnaire envahissent la région cervicale, sans que, toutefois, il y ait de la suppuration, les moyens précédents ne suffiront plus. Il faudra, d'abord, badigeonner les tumeurs ganglionnaires avec de l'onguent napolitain. On fera également de l'antisepsie, comme dans le cas précédent ; mais, détail particulièrement important, il ne faudra pas hésiter à *cautériser* au *galvano-cautère* toute la surface de la conjonctive malade, et, à répéter, sous le chloroforme, s'il y a lieu, ces cautérisations, en ayant soin de les faire très profondément. Les bons résultats de ce traitement ne se feront pas attendre et seront déjà très appréciables au bout de trois ou quatre jours. Comme précédemment, on aura la guérison absolue en une semaine. Ce fait est un argument de plus en faveur de la destruction immédiate du foyer pathogène, destruction peut-être plus importante en thérapeutique oculaire qu'ailleurs.

Les malades dont les ganglions se sont abcédés, ou n'ont pas été soignés du tout, ou l'ont été au moyen de cautérisations au nitrate d'argent ou au sulfate de cuivre; ces antiseptiques si énergiques et si utiles dans les autres affections oculaires ne produisent pas de bons résultats dans ce cas particulier. Le fait a été constaté par M. Parinaud. Nous l'avons également observé. En effet, les malades de l'observation IV et de l'observation V avaient été soignés par ce moyen. Ils n'en avaient retiré absolument aucun bénéfice. Et lorsqu'ils sont arrivés à la clinique du Dr Abadie, lorsqu'il leur a appliqué le traitement que nous venons de faire connaître, notre maître était complètement convaincu de l'inutilité des moyens ordinaires. Sous l'influence du nitrate d'argent et du sulfate de cuivre il ne se produisait pas la moindre amélioration, et l'infection, loin de rétrocéder, devenait plus envahissante.

Ce traitement nouveau des végétations conjonctivales mérite d'être conservé. Il permet d'éviter les suppurations ganglionnaires, et tout le cortège de complications qu'elles peuvent produire. Il arrête l'infection et guérit le malade en huit jours.

Dans la troisième période, son emploi, il est vrai, ne produit pas d'aussi bons résultats, mais nous croyons néanmoins qu'il atténuera l'infection et abrégera la durée de la maladie. Quoi qu'il en soit, des considérations précédentes, doit se dégager cette idée qu'il faut faire, aussitôt que possible, un bon diagnostic, pour instituer en temps opportun, le seul traitement convenable, celui d'une bonne antisepsie, de cautérisations répétées au galvano-cautère, qui jugulent immédiatement l'infection, empêchent les abcès cervicaux, les fistules et les cicatrices vicieuses qui en sont la conséquence fatale.

Si nous pouvions avoir prouvé l'inutilité absolue des anciens traitements, et les avantages inappréciables du galvano-cautère, qui n'a qu'un inconvénient, celui d'être un peu douloureux, nous croirions volontiers que nous n'avons pas perdu notre temps.

CHAPITRE V

I

CONSIDÉRATIONS ANATOMIQUES. — Le fait le plus frappant dans l'affection que nous venons de décrire est sans contredit le retentissement ganglionnaire, l'engorgement du système lymphatique. Le symptôme n'a jamais manqué, et sa constance n'a pas laissé de nous surprendre, tant l'engorgement ganglionnaire est rare dans les autres inflammations de la conjonctive. Cette complication, en effet, ne s'observe guère que dans les affections aiguës de la totalité des paupières : érysipèle, phlegmon, œdème malin, et manque le plus souvent dans les inflammations localisées à la conjonctive proprement dite. Les auteurs n'en parlent pas, non seulement quand ils traitent de la conjonctivite simple et phlycténulaire, mais encore quand ils étudient la conjonctivite purulente et la conjonctivite diphtéritique.

Cette particularité trouve peut-être son explication dans une disposition anatomique de la région. Teichmann a étudié les lymphatiques de la conjonctive oculaire et a trouvé qu'ils formaient un élégant réseau autour de la cornée, s'abouchaient ensuite dans des troncs plus volumineux pourvus de valvules, et aboutissaient enfin aux angles externe et interne de l'œil. Mais le point à mettre en relief, c'est que ces vaisseaux occupent un plan profond : ils rampent en quelque sorte dans l'espace sous-conjonctival et sont sous-jacents au réseau sanguin. Quant aux lymphatiques de la portion de la conjonctive qui est palpébrale, ils ont été le plus souvent confondus avec ceux de la paupière. Le professeur Sappey se contente de nous dire que ces vaisseaux forment deux groupes : l'un, interne, qui s'abouche avec les troncs qui suivent la veine faciale et aboutissent finalement aux ganglions sousmaxillaires; l'autre, externe, qui se jette dans le ganglion préauriculaire et dans les ganglions les plus antérieurs inclus dans la parotide. Mais il néglige de nous dire si ces troncs appartiennent à la conjonctive ou aux paupières. Or, Schmidt et Colosanti, à la suite de très fines injections, ont retrouvé pour la conjonctive palpébrale une disposition à peu près analogue à celle que Teichmann avait constatée dans la conjonctive oculaire : ils ont vu que les lymphatiques formaient, autour des glandes de Meibomius, un réseau à larges mailles, pour cheminer ensuite sous la conjonctive. En somme, de leur description semble résulter ce fait, fort important pour le cas particulier qui nous occupe, que les vaisseaux lymphatiques appartiennent plus à la paupière qu'à la conjonctive.

Or, l'affection que nous venons d'étudier est à marche essentiellement aigue. Nous avons vu que les paupières sont œdémateuses, tendues, luisantes, quelquefois rouges. Tous ces faits indiquent que l'inflammation ne reste pas localisée à la conjonctive, mais gagne le tissu cellulaire lâche de la région; des leucocytes, et, avec les leucocytes des bactéries, ont émigré dans cette couche, et peut-être l'infiltration gagne-t-elle jusqu'au sarcolemme des muscles. Ces mêmes leucocytes pénètrent dans les lacunes et les capillaires lymphatiques, pour aboutir aux ganglions par l'un des troncs afférents.

Telle est, à notre avis, la marche de l'infection, laquelle a pour point de départ l'inflammation profonde de tous les tissus de la paupière, sous l'influence de principes infectieux.

II

RECHERCHES BACTÉRIOLOGIQUES. — Ces recherches ont été entreprises dans le laboratoire de M. le professeur Straus par M. le Dr Wurtz, chef du laboratoire.

Les tentatives d'ensemencements ont été faites avec le produit muco-purulent, recueilli sur la face interne de la conjonctive palpébrale. On opérait de la façon suivante : la paupière étant retournée aussi complètement que possible, on plongeait une aiguille de platine stérilisée dans le cul-de-sac conjonctival. Les traces de matière ainsi recueillies, étaient semées sur du sérum de bœuf, sur de la gélose glycérinée, et non glycérinée, dans du bouillon, et dans de la gélatine. Les tubes, ainsi ensemencés et portés dans des étuves aux températures convenables (38° pour la gélose, le sérum et le bouillon, 24° pour la gélatine), n'ont donné lieu à aucun développement. De plus, des plaques de gélatine, faites selon la méthode de Koch, n'ont montré aucune colonie au bout de quatre jours. Quant aux autres tubes, nous les avons conservés et observés pendant plus de six semaines; tous sont restés absolument stériles. Les milieux usités dans la technique actuelle ne sont donc pas propres au développement du microbe pathogène, s'il existe, de notre conjonctivite infectieuse.

Des inoculations intra-péritonéales et intra-veineuses, pratiquées sur des cobayes, à la dose d'un centimètre cube de pus par animal (ce pus provenait des abcès ganglionnaires), n'ont donné lieu à aucun effet pathogène. Non seulement les animaux ont survécu, mais encore il n'y a pas eu le moindre phénomène inflammatoire, au point d'inoculation. Ce fait qui s'observe peu fréquemment lorsqu'on injecte du pus, en quantité considérable, dans le péritoine du cobaye, semble prouver qu'aucun microbe pyogène n'y était contenu.

On peut donc écarter aussi l'idée de tuberculose. Et l'on peut penser qu'il y avait dans le pus des bacilles doués d'une bien faible virulence, pour que l'inoculation intra-péritonéale au cobaye, ce réactif par excellence du bacille de Koch, n'ait donné aucun résultat.

Nous inclinons à croire que le résultat négatif des recherches bactériologiques, faites avec les sécrétions conjonctivales, est peut-être dû à ce qu'une antisepsie relative avait déjà été pratiquée avant qu'on pût amener la malade au laboratoire. Encore reste-il à expliquer le même résultat négatif qui a suivi l'inoculation du pus ganglionnaire. Toutefois, il est à désirer que, en présence d'un nouveau cas de conjonctivite infectieuse, on débute par l'examen bactériologique, ce que nous n'avons pu faire.

Quoi qu'il en soit, et bien que la preuve microbienne n'ait pas été donnée, nous n'en croyons pas moins qu'il s'agit là d'un processus infectieux. Seule l'infection peut nous expliquer cette série de phénomènes qui, ayant un point de départ conjonctival, aboutissent à ces vastes suppurations ganglionnaires que nous avons étudiées aux chapitres précédents.

III

Origine animale probable. — L'origine animale, dans les affections oculaires, n'est pas aussi rare qu'on le pense. Les conjonctivites infectieuses semblables à celle décrite par le Dr Boucher, sont fréquentes et affectent surtout un caractère purulent. Il n'en est pas tout à fait de même de l'épidémie de Vaucluse, bien étudiée par le Dr Abadie. Ici, l'affection semble être liée à une épidémie de rouget. On sait que le rouget est une maladie microbienne, dans laquelle, au milieu d'un cortège de symptômes fébriles, on voit apparaître sur la peau et sur les muqueuses des taches rouges, diffuses, irrégulières, mal délimitées, distribuées d'abord en îlots et finissant par envahir tout le corps. (Nocard, cours d'Alfort.) Il eût été curieux d'examiner des portions de la conjonctive de ces animaux, avec les taches rouges, végétantes, qui s'y étaient développées sous l'influence du rouget. Quel rapport existe-t-il entre ces deux épidémies? En l'absence d'examen bactériologique, il est impossible de répondre. Néanmoins, le Dr Abadie pense qu'entre ces deux affections il y a des rapports de cause à effet.

Ce qui est rare, en pathologie oculaire, c'est l'apparition des mêmes phénomènes, des mêmes symptômes, sous l'influence d'un contage animal, qui semble être toujours le même, puisqu'il produit les mêmes effets dans tous les cas; c'est ce qui a été observé par M. le Dr Parinaud et par nous.

Le Dr Parinaud, chez ses malades, incrimine la viande du bœuf et du mouton. Dans son observation II, nous voyons que le mari et la femme, tous deux bouchers, furent atteints de conjonctivite infectieuse et qu'ils avaient eux-mêmes soupçonné l'origine animale de leur affection. Le mari avait dissimulé la maladie, par crainte d'une visite des inspecteurs de la boucherie, et il fut impossible au Dr Parinaud de savoir la vérité. Les malades des observations I et III sont dans des conditions identiques : ils ne sont pas bouchers, il est vrai, mais habitent dans des boucheries ou très près de ces établissements.

Étant donné le peu de retentissement de l'affection sur l'état général, on pourrait se demander si, dans les cas du Dr Parinaud, il ne s'agit pas de psorospermose musculaire. La profession des malades permet de faire cette hypothèse. La psorospermose musculaire, en effet, peut être constatée dans toutes les viandes de boucherie. Laulanié nous dit que la présence, dans le muscle, des sarcocystes de la psorospermose, y détermine une myosite interstitielle diffuse, et qu'il y a, en ces points, formation de nodules analogues aux granulations tuberculeuses. D'autre part, nous lisons dans Neumann, que Virchow a signalé, chez des porcs qui en étaient atteints, des symptômes passagers de rouget et une fois un aspect terne et larmoyant de l'œil, ce qui pouvait être dû à la présence de parasites dans les muscles oculaires. Y a-t-il eu dans les muscles oculaires de ces malades, et notamment dans l'orbiculaire, un contage de ce genre? Nous n'oserons l'affirmer. Les preuves nous manquent d'une façon absolue et la vérité n'est pas encore faite sur ces modes de transmission.

Dans nos observations IV et VI, il s'agit d'une couturière qui habitait la même maison qu'un corroyeur, et d'une employée de magasin. Par analogie avec les cas précédents, on admet l'origine animale, ou l'on est porté à l'admettre.

Quels rapports y a-t-il entre le voisinage de ce corroyeur, d'une part, les fourrures que l'employée de magasin peut avoir touchées, d'autre part, et l'affection qui s'est développée chez les deux malades, affection identique et présentant les mêmes caractères ? Il nous est encore impossible de nous prononcer et nous ne pouvons que poser la question, pour que d'autres la résolvent.

Dans notre observation V, il s'agit d'un vétérinaire qui avait reçu un poil de cheval dans l'œil. Nous sommes bien obligé de dire ici : *Post hoc, ergo propter hoc*, et de croire que l'inoculation a été produite par le poil du cheval. Il nous est impossible d'incriminer dans ce cas la trichophytie dont était atteint l'animal. On n'a point observé dans l'armée des cas semblables. Force nous est donc d'admettre que la peau de ce cheval, d'ailleurs malade, récelait un nombre considérable de germes, et qu'un de ces germes a pénétré dans l'œil. En somme, l'origine animale de la conjonctivite infectieuse paraît probable, mais elle est loin d'être démontrée.

OBSERVATIONS

Observation I
(Due à l'obligeance de M. le Dr Parinaud)

Madame Malu..., 34 ans, se présente à la clinique le 26 juillet 1883.
L'affection oculaire a débuté dix jours avant, par de la tuméfaction de
la paupière supérieure, accompagnée d'un peu de sécrétion de l'œil ;
peu après, s'est développé du gonflement de la joue.

Actuellement, la paupière supérieure de l'œil droit est encore tuméfiée et rouge. Quand on retourne cette paupière, on découvre sur le
cartilage tarse une dizaine de granulations groupées ensemble, les
unes jaunâtres, les autres plus rouges, à demi-transparentes, attei-
gnant le volume de très grosses têtes d'épingle et proéminant fortement. L'une d'elles porte à sa surface une érosion lisse. Ces végétations,
qui n'ont qu'une ressemblance éloignée avec les granulations tracho-
mateuses, sont localisées dans ce foyer, qui a environ un centimètre
dans sa plus grande étendue. La cornée est intacte.

Le ganglion pré-auriculaire du même côté a le volume d'une
amande. Il est douloureux à la pression ; les parties environnantes
sont tuméfiées, sans rougeur de la peau. Il y a un peu de rétraction du
masséter.

L'œil gauche est complètement sain.

La malade a toujours eu une bonne santé. Pas d'antécédents tuberculeux. Le père et la mère sont vivants et bien portants. La malade
a eu six grossesses avec trois fausses couches. Pas de syphilis
avérée.

Cette malade a dû quitter Paris : je ne l'ai observée que pendant une
dizaine de jours, pendant lesquels son état ne s'est pas sensiblement
modifié. Je portai sur elle le diagnostic de tubercules de la conjonctive, avec un point d'interrogation.

Je revis la malade le 27 novembre, quatre mois après. La lésion
conjonctivale avait disparu, sans laisser de cicatrices. Le ganglion avait

suppuré, et s'était ouvert spontanément, à la fin de juillet, laissant une cicatrice très appréciable de la peau.

Je reconnus que le diagnostic de tubercules de la conjonctive n'était pas exact, et je ne fus éclairé sur la signification de ce fait que par l'observation de la seconde malade. C'est ce qui explique l'absence de renseignements au point de vue de l'infection animale. J'ai seulement appris, depuis, qu'elle habitait rue Davy, dans le voisinage d'une boucherie, et qu'elle allait souvent à la campagne dans les environs de Melun.

OBSERVATION II. (M. PARINAUD.)

Madame Barb..., 24 ans, bouchère, se présente à ma clinique le 5 janvier 1884.

La conjonctive de l'œil gauche, dans presque toute son étendue, est le siège d'une sorte d'éruption caractérisée par des granulations d'un rouge jaunâtre, semi-transparentes, quelques-unes tout à fait jaunes. Leur volume est très variable, les unes ressemblent à de petites granulations tuberculeuses, d'autres ressemblent plutôt à des végétations rouges de la conjonctive et atteignent presque le volume d'une lentille. La caroncule, très épaissie, est recouverte par ces granulations. Il y a un chémosis séreux assez prononcé, et un peu de sécrétion catarrhale. Les paupières sont collées le matin.

La cornée est complètement indemne.

Il y a, du même côté, un engorgement ganglionnaire très considérable, qui s'étend au cou, jusqu'au creux sus-claviculaire, avec empâtement de la région et rougeur de la peau.

L'affection oculaire est peu douloureuse ; mais l'engorgement ganglionnaire occasionne quelques douleurs.

La lésion est limitée à l'œil gauche. L'œil droit est absolument sain. Il y a quelques frissons, suivis de chaleur, pouls : 112.

La malade, qui paraît jouir d'une santé excellente, n'a aucun antécédent tuberculeux, ni syphilitique. L'affection oculaire ne remonte qu'à une dizaine de jours, et s'est montrée par du gonflement des paupières, avec un peu de sécrétions. La tuméfaction de la joue s'est développée quelques jours après, en même temps que des frissons, et un peu de malaise général.

Traitement. — Cautérisations au nitrate d'argent; lavages antiseptiques; quinine à l'intérieur.

Le 12, la teinte jaune des granulations a diminué : elles sont plus rouges. Certaines d'entre elles se sont affaissées, et sont remplacées par des érosions superficielles de la conjonctive épaissie. L'engorgement ganglionnaire, par contre, a fait des progrès. Les frissons sont plus prononcés ; ils se déclarent vers six heures du soir, et sont suivis de chaleur. Pouls : 104.

Le 19, même état de la conjonctive. L'empâtement de la joue et du cou a diminué. On explore plus facilement les ganglions; deux d'entre eux sont ramollis : le ganglion pré-auriculaire et un autre au niveau de l'angle de la mâchoire.

Le 11 février. La malade est restée trois semaines sans se présenter à la clinique. L'état de la conjonctive n'est pas sensiblement modifié. L'empâtement péri-ganglionnaire a presque disparu ; mais deux abcès persistent, sans réaction inflammatoire, ayant l'aspect d'abcès froids. La malade n'éprouve plus de frissons. Pouls : 100.

Les végétations de la conjonctive ont insensiblement disparu. L'affection oculaire a duré trois mois environ. La malade était complètement guérie, quand elle a cessé de se présenter à la clinique.

En raison des caractères insolites de cette affection, du développement considérable de la lymphangite et de la profession de la malade, j'étais convaincu qu'il s'agissait d'une infection d'origine animale.

Je suis allé revoir cette malade, quatre ans après, lorsque le troisième malade, l'enfant Lin..., a été conduit à ma clinique, afin de compléter mon enquête sur l'origine de l'affection.

J'appris que les abcès ganglionnaires avaient évolué lentement après la guérison de la conjonctivite. L'un s'était ouvert spontanément, l'autre avait été ouvert par un médecin. La malade portait encore les cicatrices cutanées de ces deux abcès. Par contre, les granulations si volumineuses, et si abondantes, de la conjonctive, n'avaient laissé aucune trace sur cette conjonctive, qui avait son aspect normal.

Au point de vue étiologique, j'appris encore ce fait important, que le mari avait eu, en même temps qu'elle, des abcès de la joue qui avaient été ouverts, en même temps que le sien, par le Dr Ruaux. J'ai pu me convaincre qu'ils avaient soupçonné eux-mêmes qu'il s'agissait d'une affection transmise par les animaux, et que le mari avait dissimulé sa maladie, par crainte d'une visite des inspecteurs de la boucherie.

Observation III. (M. Parinaud.)

Enfant Charles Lin..., âgé de 4 ans, est conduit à ma clinique le 6 juin 1888.

Trois semaines avant, la mère a constaté le développement d'une tuméfaction douloureuse, au-devant de l'oreille gauche. Ce n'est que huit jours après, qu'elle a remarqué de la tuméfaction des paupières, avec rougeur et sécrétion de l'œil.

Je constate une tuméfaction assez considérable des paupières et de la région parotidienne gauche avec un peu de rougeur de la peau. Les parties tuméfiées sont dures au toucher. On sent, dans l'épaisseur de la paupière inférieure, des nodosités semblables à des chalazions. Au milieu de l'empâtement de la région parotidienne, on reconnaît le ganglion pré-auriculaire très volumineux et ramolli, ainsi que d'autres ganglions engorgés, le long de la branche montante du maxillaire.

La conjonctive présente les lésions suivantes. Sur presque toute son étendue, c'est-à-dire, sur les cartilages, dans les culs-de-sac et sur le globe oculaire, existent des granulations volumineuses, ou mieux, des végétations rougeâtres, demi-transparentes, serrées les unes contre les autres. En certains points, surtout sur la conjonctive bulbaire, on découvre, entre ces végétatations, des granulations jaunes, beaucoup plus petites, formant en quelques endroits des traînées continues ; sous la paupière supérieure ; quelques végétations présentent, à leur surface, une facette lisse, mais, en aucun point, on ne trouve d'ulcération proprement dite.

Une de ces végétations empiète sur le bord de la paupière. Il y a de la sécrétion muqueuse, avec dépôt fibrineux dans le cul-de-sac inférieur. Les paupières sont collées, le matin.

La cornée est intacte.

L'affection est peu douloureuse. On retourne la paupière supérieure, sans que l'enfant manifeste de douleur. Le ganglion, suppuré, est douloureux à la pression.

L'œil droit est complètement sain, et n'a présenté aucune lésion dans tout le cours de la maladie.

L'enfant mange et joue, comme d'habitude. Il paraît avoir, cependant, à certains jours, un peu de fièvre. Le 8 juin, j'ai trouvé 120 pulsations.

La conjonctive a été traitée par des cautérisations au nitrate d'argent, qui ont paru utiles.

Le 11, on extrait du ganglion suppuré, à l'aide de la seringue de Pravaz, un peu de pus, qui a été examiné au laboratoire de M. Cornil, par M. Toupet. Les recherches bactériologiques faites avec ce pus, n'ont donné aucun résultat.

L'enfant, qui habitait Saint-Denis, a été conduit assez irrégulièrement à ma clinique. J'ai pu l'observer, cependant, pendant deux mois, environ.

Les cautérisations au nitrate d'argent ayant été interrompues, les végétations ont pris un nouveau développement. Dans les premiers jours du mois d'août, les lésions de la conjonctive persistaient encore, certaines granulations avaient disparu, sans laisser de traces sur la conjonctive. L'empâtement de la région parotidienne avait beaucoup diminué, mais l'engorgement ganglionnaire persistait. Seul le ganglion pré-auriculaire présentait de la fluctuation. L'état général était resté bon.

Lorsque cet enfant s'est présenté à ma clinique, j'ai immédiatement reconnu l'affection dont avait été atteinte la femme Barb..., me rappelant qu'elle était bouchère et que j'avais cru à une infection d'origine animale. La mère de l'enfant me dit, en effet, qu'elle habitait une maison où se trouvait une boucherie. J'ai visité cette maison, située dans une vieille rue de Saint-Denis, et j'ai constaté que la boucherie, ou plutôt le dépôt de viande destinée au marché de Saint-Denis, était établi dans cette maison à un seul étage, dans le voisinage de deux dépôts de chiffonniers. Cette particularité peut donner une idée des conditions hygiéniques de cet établissement, et de la qualité de la viande que l'on y débitait.

OBSERVATION IV (Personnelle.)

Mme Vern, 22 ans, couturière, rue Vicq-d'Azir. Arrivée à la clinique du Dr Abadie, le 3 décembre 1889.

A ce moment, on remarque une tuméfaction considérable de la paupière supérieure de l'œil droit et surtout, du côté de l'angle interne, un écoulement abondant d'un mucus purulent. Le ganglion pré-auriculaire est tuméfié et un peu douloureux, il a le volume d'une amande. Les ganglions rétro-maxillaires, et les ganglions antérieurs, inclus dans la parotide, sont indurés. L'empâtement s'étend jusque dans la partie supérieure du cou. La malade éprouve quelques légers symptômes fébriles sans importance.

La cornée est intacte ; il y a une légère injection de la conjonctive oculaire.

En retournant la paupière, on constate un état tomenteux, granuleux, de la conjonctive palpébrale, semblable à celui qu'on observe dans les cas de kystes ayant amené une pléiade de petits boutons. En effet, chacune des granulations est, pour ainsi dire, surmontée d'un point purulent. La conjonctive bulbaire est œdématiée et présente l'aspect que l'on trouve dans les cas de poussées catharrales aiguës de cette région.

La malade a toujours joui d'une bonne santé, sauf la variole à deux ans et une fièvre typhoïde bénigne à quatorze ans.

Comme antécédents héréditaires, nous remarquons un père et une mère en bonne santé; la mort en bas âge de quatre frères ou sœurs; il y a encore un frère et deux sœurs qui survivent.

Pas de tuberculose. Pas de syphilis avérée.

Le 20 novembre 1889, la paupière supérieure de l'œil droit s'est énormément gonflée. Il s'est produit un écoulement assez abondant d'un liquide sanieux. La malade s'est plainte de douleurs de tête, surtout la nuit.

Le 25 novembre 1889, M. de Wecker, consulté, voyant des bourgeons charnus sur la conjonctive, les excisa avec des ciseaux.

L'intervention chirurgicale n'amena aucune amélioration : le 27 novembre le ganglion pré-auriculaire devenait dur et toute cette région était enflammée.

Le 29 novembre 1889, la malade consulta le Dr Hirtzmann, qui dilata le point lacrymal et ordonna des cautérisations au sulfate de cuivre. Comme, malgré ce traitement, les phénomènes plus haut signalés s'aggravaient, sur le conseil de son docteur la malade vint consulter le Dr Abadie, le 3 décembre 1889.

À la clinique, le Dr Abadie se contenta d'abord de faire faire l'antisepsie locale, rigoureuse, de la conjonctive, avec du sublimé et de l'iodoforme. Sur les ganglions, on institua des badigeonnages à l'onguent napolitain. Ce traitement fut continué huit jours.

Le 10 décembre 1889, le Dr Abadie, voyant que le processus infectieux gagnait de proche en proche, fit, sous le chloroforme, des cautérisations profondes, sur toute la conjonctive malade, avec le galvano-cautère. Soulagement immédiat.

Le 13 décembre 1889, le processus morbide était arrêté : le gonflement des paupières avait disparu : les ganglions étaient moins indurés et l'empâtement moins étendu. Il ne restait plus que l'infiltration diffuse de la conjonctive bulbaire.

On continua néanmoins l'antisepsie locale jusqu'au 20 décembre. A cette date, la malade fut renvoyée à un mois, elle n'éprouvait plus la moindre douleur et pouvait recommencer son travail.

Le 14 janvier 1890, nous la revoyons. La guérison s'est maintenue ; tout engorgement ganglionnaire a disparu. La conjonctive palpébrale est absolument saine.

Réflexions. — Nous avons cherché, pour ce cas, le contage animal. La malade demeure dans la maison d'un corroyeur : il pourrait fort bien se faire que ce voisinage ait été pour beaucoup dans la production de l'affection.

OBSERVATION V (Personnelle).

M. Gu., 25 ans, vétérinaire à N. (Eure).

Pas d'antécédents héréditaires.

Comme antécédents personnels, nous trouvons une pneumonie à douze ans, la fièvre typhoïde à vingt ans, et chaque hiver, depuis cinq ou six ans, de légères douleurs rhumatoïdes dans les genoux. Pas de syphilis.

Le 24 décembre, pendant qu'il tondait l'extrémité supérieure de la jambe d'un cheval malade, quelque chose, un poil sans doute, lui a sauté dans l'œil droit. Il a nettement éprouvé aussitôt la sensation d'un corps étranger.

Le 26 décembre 1889, la paupière supérieure était tuméfiée : la conjonctive bulbaire, très rouge ; la cornée intacte. Un médecin, consulté, ordonne des lotions boriquées.

Le 27 décembre 1889, l'état empire, impossibilité absolue d'ouvrir l'œil. Légères douleurs péri-orbitaires. Nouvelle consultation ; même traitement.

Le 29 décembre 1889, le Dr Maunoury, de Chartres, institue le traitement au sulfate de cuivre. Pas d'amélioration. On remarque déjà, à ce moment, l'empâtement de la région parotidienne et l'engorgement du ganglion pré-auriculaire.

Le 30 décembre 1889, le malade arrive à la clinique du Dr Abadie.

On constate une tuméfaction assez considérable de la paupière supérieure, qui est un peu dure au toucher. La région pré-auriculaire est rouge ; le ganglion est induré. Le malade n'accuse pas de fièvre. L'état général est bon.

En retournant la paupière supérieure, on aperçoit, occupant toute la conjonctive de cette région, des élevures irrégulières, rouges, ressemblant un peu à des granulations. La conjonctive bulbaire est un peu injectée : et sur la cornée on voit des petits points d'infiltration, disposés en demi-cercle, à deux endroits différents.

Traitement. — Antisepsie locale, rigoureuse, avec l'iodoforme et le sublimé : scarification des granulations. Frictions locales avec la lanoline hydrargyrique sur la cornée, la conjonctive et les ganglions : ce traitement est continué dix jours, au bout desquels le malade se représente à la cliniqne, absolument guéri, quant à sa conjonctive et quant à ses ganglions.

Il reste encore sur la cornée quelques points d'infiltration qui donnent de la photophobie, mais qui ne tardent pas à guérir avec l'iodoforme seul.

Quatre mois après, le 13 mai 1889, le malade, qui est très lymphatique, a eu dans l'œil droit, précédemment atteint, une kératite pustuleuse qui a cédé aux moyens ordinaires.

Réflexions. — Nous voyons, dans cette observation, que la cornée, restée absolument indemne dans les autres cas, s'est infiltrée en certains de ses points. Ici, il y a eu évidemment deux affections surajoutées, d'abord la conjonctivite infectieuse, ensuite de petits ulcères marginaux de la cornée. Nous ne croyons pas qu'il y ait entre ces deux faits des rapports de cause à effet. Le sujet de l'observation, atteint d'un lymphatisme excessif, semble prédisposé à ce genre d'accidents : la kératite pustuleuse, pour laquelle nous l'avons soigné le 13 mai dernier, semble le prouver. — Le contage animal est, dans ce cas, trop patent, pour qu'il y ait lieu d'insister.

Observation VI (Personnelle).

Mademoiselle Guill..., 17 ans, rue d'A., employée de magasin.

Pas d'antécédents héréditaires.

Pas de tuberculose et de syphilis dans les antécédents personnels.

Le 3 novembre 1889, l'œil droit est devenu rouge ; deux jours après, la paupière était très tuméfiée ; deux jours après, encore, les ganglions pré-auriculaire, rétro-maxillaire, parotidiens du côté droit, étaient déjà indurés.

L'empâtement, dit la malade, était considérable dans cette région. Souffrances à peu près nulles.

Sécrétion sanguinolente très abondante.

Le 20 novembre 1889, formation d'un abcès au niveau du ganglion pré-auriculaire. Cet abcès est ouvert par un médecin, qui ne se préoccupe point de l'état de la paupière.

Le 3 janvier 1890, c'est-à-dire après deux mois écoulés depuis le début de l'affection, la malade vient à la clinique du Dr Abadie.

Alors, on constate une tuméfaction considérable de la paupière supérieure, au niveau de l'angle externe de l'œil. Fistule purulente, dans la région auriculaire. Tumeurs ganglionnaires, grosses comme le poing, dans les régions rétro-maxillaire et cervicale supérieure. La fluctuation de cette masse est très nette.

En retournant la paupière supérieure, on remarque un état tomenteux de toute la conjonctive. Il y a des élevures boutonneuses, en grand nombre. Ces granulations sont irrégulières, rouges. Certaines sont surmontées de petits point jaunes. Les sillons qui les séparent sont bien dessinés. Conjonctive bulbaire et cornée intactes.

La malade a été immédiatement mise aux frictions à l'onguent napolitain. On a également employé le sublimé et l'iodoforme.

Le 10 janvier 1890, l'état ne se modifiant pas, le Dr Abadie a fait trois fois des cautérisations profondes au galvano-cautère.

Le 20 janvier 1890, cautérisations nouvelles. Les végétations conjonctivales, fortement attaquées par le galvano-cautère, sont moins accentuées. Les bases seules de ces élevures persistent, séparées par des sillons presque superficiels.

Les jours suivants, on remarque une légère diminution des ganglions tuméfiés.

Le 29 janvier 1890, la malade est soumise à des examens bactériologiques dans le laboratoire du professeur Straus.

Le 15 février, la conjonctive palpébrale, sous l'influence de l'iodoforme qui a été seul continué, est presque guérie ; il ne reste plus que sept ou huit végétations en voie de régression.

Les ganglions sont toujours malades et nécessitent, bien que la malade n'accuse aucune douleur, des soins d'ordre exclusivement chirurgical. La malade ne se présente plus à la clinique, nous la revoyons le 22 juin 90. Elle nous apprend qu'elle a eu un érysipèle de la face. La conjonctive est guérie.

CONCLUSIONS

I

La conjonctivite infectieuse constitue une entité morbide,
caractérisée par des végétations conjonctivales et, consécuti-
vement, par des engorgements indolents des ganglions parotidiens.

II

Elle diffère essentiellement des autres affections de la
conjonctive qui présentent un état granuleux et retentissent
sur le système lymphatique.

III

La conjonctivite infectieuse guérit toujours, même dans
les cas les plus défavorables, et désorganise si peu les tissus
de la conjonctive et de la paupière, qu'elles recouvrent leur
première intégrité.

IV

Les traitements tels que nitrate d'argent et sulfate de
cuivre, spécifiques des autres affections palpébrales, ne donnent aucun bon résultat dans la conjonctivite infectieuse.

V

Le traitement qu'on doit instituer est une antisepsie rigoureuse de la conjonctive au moyen de sublimé et d'iodoforme, et surtout de profondes cautérisations au galvano-cautère, qui détruisent les végétations.

VI

La conjonctivite infectieuse semble se rattacher à un contage animal, dont le facteur serait un germe pathogène qui nous échappe encore.

INDEX BIBLIOGRAPHIQUE

Abadie. — *Progrès médical*, janvier 1889 ; *Traité des maladies des yeux*.

Boucher. — *Bulletin de la Société d'ophtalmologie* de Paris, mai 1889.

Desmarres. — *Traité des maladies des yeux*.

Després. — *Gazette des Hôpitaux*, 27 janvier 1866.

D'Estienne. — Thèse de Lyon, 1888.

Fontan. — Thèse du Dr d'Estienne, Lyon 88.

Fournier. — Thèse de Savy, Paris, 1876.

Galezowski. — *Bulletin de la Société d'ophtalmologie de Paris*, 89.

Gayet. — Thèse du Dr d'Estienne, Lyon 88.

Laulanié. — *Gazette vétérinaire*, 1884.

Mégnin. — *Dermatologie hippique*.

Nocard. — *Cours d'Alfort*, 1888.

Neumann. — *Traité des maladies parasitaires des animaux domestiques*.

Parinaud. — *Bulletin de la Société d'ophtalmologie* de Paris, 89. Thèse du Dr d'Estienne.

Savy. Thèse de Paris, 1876.

Sappey. — *Anatomie*.

Touchaleaume. — Thèse de Paris, 89.

De Wecker et Landolt. — *Traité des maladies des yeux*.

Warlomont. — Art. Conj. du *Dictionnaire Dechambre*.

TABLE DES MATIÈRES

Imprimerie Edmond Monnoyer.

9 782329 671703